AF495515

NOUVELLES RECHERCHES

SUR

LES EAUX SULFUREUSES THERMALES

DES PYRÉNÉES

par M. E. FILHOL

Lorsque j'ai analysé pour la première fois les eaux sulfureuses des principales stations thermales des Pyrénées, j'ai mis à profit les procédés conseillés par les meilleurs auteurs et considérés comme pouvant offrir des garanties sérieuses d'exactitude. Quelques-uns de ces procédés ont été modifiés et améliorés par moi, de manière à comporter un plus haut degré de précision, et je me croyais autorisé à penser que mes analyses représentaient assez fidèlement la composition des eaux que j'avais étudiées.

Les progrès de la science m'ont conduit à reconnaître que ces procédés, même perfectionnés, laissaient encore à désirer et j'ai dû recommencer tous mes travaux sur cet important sujet, afin de les mettre en harmonie avec l'état actuel de nos connaissances en chimie.

Les points qui avaient surtout attiré mon attention étaient les suivants :

1° Nature des combinaisons sulfurées que renferment les eaux minérales (acide sulfhydrique, monosulfure de sodium ou de calcium, sulfhydrate de sulfure, polysulfure, hyposulfite,... etc.);

2° Élément alcalin (carbonate ou silicate de soude ou de chaux) ;

3° Matière organique ; sa composition et sa qualité;

4° Richesse en chlorures.

Le dosage des chlorures, des carbonates ou des silicates alcalins avait été exécuté par des procédés qui ont encore aujourd'hui cours dans la science, et les résultats de mes recherches n'ont pas été sensiblement modifiés par les nouvelles.

Les moyens dont on dispose pour déterminer la richesse d'une eau minérale en matière organique sont fort imparfaits et sur ce point mes analyses actuelles ne vaudront pas beaucoup mieux que les premières.

Il n'en est pas de même en ce qui concerne les composés si variés du soufre qui peuvent exister dans les eaux minérales.

Des observations récentes m'ont permis en effet de reconnaître et d'éviter des causes d'erreur que je n'avais pas soupçonnées.

Le soufre peut exister dans les eaux minérales prises à leur point d'émergence sous les états suivants :

Acide sulfhydrique libre;

Monosulfure alcalin ;

Sulfhydrate de sulfure.

Quand l'eau a subi le contact de l'air, soit dans les tuyaux qui servent à la conduire aux bains, douches, etc., soit dans les réservoirs où on l'emmagasine, elle renferme de nouveaux composés dont la nature et la quantité varient suivant que l'eau est plus ou moins chaude et que le contact de l'air a été plus ou moins prolongé.

Ces composés sont :

1° Un polysulfure alcalin ;

2° Un hyposulfite ;

3° Un sulfate.

Les équations suivantes représentent les réactions qui

s'accomplissent dans ces circonstances et montrent que l'air agit toujours par son oxygène et presque toujours, si ce n'est toujours, par son acide carbonique :

1° $2\,NaS + O + CO^2 = NaO, CO^2 + NaS^2$.
2° $2\,NaS + O^4 + CO^2 = NaO, CO^2 + NaO, S^2O^2$.
3° $NaS + O^4 = NaO, SO^3$.

On comprend d'ailleurs que l'acide silicique puisse jouer un rôle analogue à celui de l'acide carbonique et contribuer à la production du polysulfure ou de l'hyposulfite, comme le montrent les équations ci-après :

1° $2\,NaS + O + SiO^3 = NaO, SiO^3 + NaS^2$.
2° $2\,NaS + O^4 + SiO^3 = NaO, SiO^3 + NaO, S^2O^2$.

On comprend aussi que l'acide silicique ou l'acide carbonique puissent déterminer la production de polysulfures plus riches en soufre que les bisulfures. Les choses se passeraient alors comme il suit :

1° $3\,NaS + O^2 + 2\,SiO^3 = 2\,(NaO, SiO^3) + NaS^3$.
2° $4\,NaS + O^3 + 3\,SiO^3 = 3\,(NaO, SiO^3) + NaS^4$.
3° $5\,NaS + O^4 + 4\,SiO^3 = 4\,(NaO, SiO^3) + NaS^5$.

Il serait également possible d'expliquer par l'action de l'air et des acides carbonique ou silicique le dépôt de soufre qui a lieu au sein de certaines eaux sulfureuses et détermine le blanchiment.

$$NaS + O + SiO^3 = NaO, SiO^3 + S.$$
$$NaS + O + CO^2 = NaO, CO^2 + S.$$

Comme on le voit, sauf dans le cas où le sulfure se transforme en sulfate, l'eau minérale devient plus riche en carbonate ou en silicate alcalin à mesure qu'elle s'appauvrit en sulfure.

Je dois signaler enfin deux réactions qui peuvent avoir pour effet d'occasionner l'émission d'une partie du soufre dans l'air à l'état d'acide sulfhydrique :

$$NaS + HO + CO^2 = NaO, CO^2 + HS.$$
$$NaS + HO + SiO^3 = NaO, SiO^3 + HS.$$

Il est hors de doute que ces réactions s'accomplissent et jouent un rôle important dans la décomposition de certaines eaux (Bagnères de Luchon), tandis qu'elles sont à peine perceptibles dans certaines autres (Baréges).

Dosage du soufre dans les eaux minérales.

Quand il s'agit de doser le soufre contenu dans une eau minérale sous la forme d'acide sulfhydrique ou de monosulfure alcalin, plusieurs procédés peuvent être employés avec avantage.

Ceux que les chimistes considèrent comme les meilleurs sont les suivants :

1° Verser dans le liquide thermal une dissolution d'acide arsénieux, aciduler ensuite le mélange et recueillir le précipité de sulfure d'arsenic qui se forme pour le peser après lui avoir fait subir des lavages et une dessiccation convenables (analyser au besoin le sulfure d'arsenic);

2° Précipiter le soufre au moyen de l'azotate d'argent ammoniacal et déduire son poids soit de celui du sulfure d'argent obtenu, soit de celui de l'argent qu'on retire de ce sulfure en le réduisant par l'hydrogène :

3° Le chlorure de cuivre, les sels solubles de plomb, l'azotate ou l'acétate de zinc bien neutres peuvent aussi être employés pour précipiter le soufre ;

4° On a aussi proposé d'ajouter à l'eau sulfureuse du carbonate de cadmium qui produit un précipité de sulfure de cadmium. On sépare ce sulfure de l'excès de carbonate en traitant le mélange par de l'acide acétique étendu, et l'on pèse le sulfure.

Un moyen beaucoup plur sûr, à mon avis, consiste à transformer, quand c'est possible, le soufre qui a été précipité sous la forme d'un sulfure insoluble en un sulfate soluble qu'on traite par du chlorure de barium pour doser en définitive le soufre à l'état de sulfate de baryte. Il est évident en effet que le poids des sulfures de plomb, de cuivre, d'argent, de cadmium ou d'arsenic ne permet de calculer sans erreur le poids du soufre que dans le cas où le composé contenu dans l'eau minérale est de l'acide sulfhydrique libre ou un monosulfure, car si elle tient en dissolution un polysulfure, ce qui a lieu presque toujours quand on la prend loin de son point d'émergence, du soufre libre se précipite en même temps que le sulfure à proportions définies et les calculs basés sur l'hypothèse de l'existense d'un sulfure pur sont absolument inexacts.

5° Dupasquier a proposé d'utiliser pour l'analyse des eaux sulfureuses la propriété qu'a l'iode de décomposer l'acide sulfhydrique ou les monosulfures alcalins en se substituant au soufre équivalent pour équivalent.

$$HS + I = HI + S.$$
$$5\ NaS + I^5 = 5\ NaI + S^5\ (1).$$

La méthode de Dupasquier, qu'on désigne sous le nom de sulfhydrométrie, est d'une admirable sensibilité et donne

(1) On représente ordinairement la réaction de l'iode sur le monosulfure de sodium par l'équation :

$$NaS + I = NaI + S,$$

mais il est facile de constater que les choses ne se passent pas ainsi, car les premières portions d'iode qu'on verse dans une solution de sulfure de bons résultats quand il s'agit d'analyser une solution d'acide sulfhydrique, de monosulfure ou de sulfhydrate alcalin dans de l'eau distillée, mais elle fournit des résultats radicalement inexacts quand la solution contient un polysulfure.

$$NaS^2 + I + NaI + S^2.$$

Il ne faut pas oublier que l'iode n'agit pas seulement sur les sulfures, mais encore sur les hyposulfites, les carbonates et les silicates, d'où résulte la nécessité de recourir à des précautions particulières quand l'eau minérale contient à côté du sulfure les sels dont nous venons de parler.

J'ai prouvé qu'on peut neutraliser l'action de l'iode sur les carbonates ou les silicates alcalins en ajoutant à l'eau sulfureuse du chlorure de barium. En ce qui concerne l'hyposulfite, j'ai conseillé, d'accord avec Dupasquier, Boullay et Henri, de le doser en désulfurant l'eau par un sel de zinc ou de manganèse et filtrant la liqueur pour séparer le sulfure de zinc ou de manganèse qui seraient attaqués par l'iode. L'hyposulfite reste dans la liqueur filtrée. Pour en déterminer la quantité on fait un essai sulfhydrométrique absolument comme s'il s'agissait de doser un mo-

de sodium n'y produisent pas le plus léger précipité de soufre ; le mélange reste limpide et se colore en jaune verdâtre; ce qui indique la production d'un polysulfure qui est décomposé ensuite par l'iode, comme l'indiquent les équations suivantes :

1° $5\ NaS + I = NaI + NaS^2 + 3\ NaS.$
2° $NaS^2 + 3\ NaS + I = NaI + 2\ NaS^2 + NaS.$
3° $2\ NaS^2 + NaS + I = NaI + 2\ NaS^2 + S.$
4° $2\ NaS^2 + I^2 = 2\ NaI + S^4.$

nosulfure, et on calcule la quantité d'hyposulfite en se fondant sur la réaction exprimée dans l'équation suivante :

$$I + 2\,(NaO, S^2O^2) = NaI + NaO, S^4O^5.$$

J'ai proposé d'employer l'acétate de zinc de préférence au sulfate ou au chlorure, parce que l'acétate précipite le soufre de l'acide sulfhydrique aussi bien que celui des monosulfures, tandis que le sulfate ou le chlorure ne précipitent pas l'acide sulfhydrique libre ; mais des expériences exécutées dans ces derniers temps m'ont prouvé que certains échantillons d'acétate de zinc, livrés par le commerce comme purs, absorbent de l'iode, ce qui expose le chimiste à commettre des erreurs assez graves, puisque l'iode absorbé par l'acétate est considéré comme ayant servi à décomposer un hyposulfite.

Au surplus, les sulfates et les chlorures de zinc ou de manganèse désulfurent complétement les eaux minérales des Pyrénées, comme si elles ne contenaient pas la moindre trace d'acide sulfhydrique libre, ce qui se comprend facilement pour la plupart d'entre elles, puisqu'elles tiennent en dissolution une quantité de carbonate ou de silicate de soude supérieure à celle qui serait nécessaire pour transformer en sulfure alcalin l'acide sulfhydrique qui existe dans les eaux les plus riches.

Anglada n'avait pas méconnu le fait et il le mentionne dans ses mémoires.

Forcé de renoncer à l'emploi de l'acétate de zinc, j'ai essayé de désulfurer les eaux minérales que j'étudiais au moyen du sulfate de plomb, du chlorure de cadmium ou de l'acide arsénieux.

L'acide arsénieux ne produit aucun précipité ni aucune coloration dans les eaux sulfureuses thermales des Pyré-

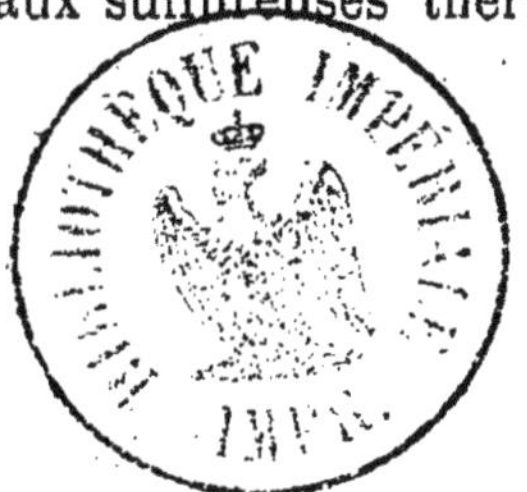

nées ; cependant, si après avoir mêlé de l'eau sulfureuse de Luchon, Baréges, Cauterets, Labassère,.... etc., avec de l'acide arsénieux, on ajoute à la liqueur, qui est incolore, de l'acide chlorhydrique ou seulement de l'acide carbonique on voit apparaître à l'instant une belle coloration jaune et un précipité floconneux se produit à la longue. Les choses se passent donc comme si les eaux sulfureuses des Pyrénées contenaient un monosulfure alcalin ou un sulfhydrate, car les solutions étendues de ces composés ne produisent ni coloration ni précipité lorsqu'on fait agir sur elles de l'acide arsénieux, tandis que les solutions d'acide sulfhydrique libre se colorent en jaune sur-le-champ et donnent à la longue un précipité de sulfure d'arsenic.

Certaines eaux sulfureuses des Pyrénées ne se colorent pas sensiblement quand on les acidule après les avoir mêlées avec une solution d'acide arsénieux. Je citerai entre autres celles d'Ax (Ariége) avec lesquelles je n'ai jamais pu obtenir un précipité de sulfure d'arsenic, même en opérant sur les sources les plus riches.

Le sulfate de plomb désulfure rapidement les eaux minérales.

$$NaS + PbO, SO^3 = PbS + NaO, SO^3$$

Mais il agit un peu sur les solutions étendues de carbonate ou de silicate de soude. Les résultats qu'on obtient quand on a recours à son emploi approchent sans doute de la vérité, mais ne sont pas irréprochables comme je l'avais cru tout d'abord.

J'ai essayé de précipiter le soufre au moyen des sels solubles de cadmium et j'ai obtenu des résultats très-satisfaisants. Les eaux minérales qui ne donnaient ni précipité ni coloration avec l'acide arsénieux, même après qu'on avait ajouté au mélange de l'acide carbonique ou de l'acide chlorhydrique ont toujours donné, en peu de temps, de beaux flocons jaunes de sulfure de cadmium, facile à recueillir et à laver. Il suffit de faire bouillir ce sulfure avec de l'hypochlorite de soude pour le transformer en sulfate de cadmium et de précipiter au moyen du chlorure de barium l'acide sulfurique provenant de l'oxydation du sulfure. On obtient ainsi du sulfate de baryte dont le poids permet de calculer aisément la quantité de sulfure qui lui a donné naissance.

J'ai pu constater en opérant ainsi que certaines eaux minérales contiennent moins de soufre qu'on ne pense et que je ne croyais moi-même antérieurement aux expériences dont je viens de parler. Je ferai connaître dans quelque temps mes nouvelles analyses des eaux d'Ax, de Bonnes et de Luchon et j'insisterai alors sur la nécessité de revenir aux procédés de dosage du soufre qui ont pour but de permettre au chimiste de porter ce corps sur la balance sous la forme d'un composé stable et bien défini. Au reste la manière de voir que j'exprime à cet égard est conforme à celle de tous les hommes qui se sont occupés sérieusement et spécialement d'analyse chimique.

La nécessité de recourir à ces procédés est bien autrement démontrée pour le cas où il s'agit d'eaux sulfureuses qui ont subi le contact de l'air, et ici le dosage du soufre à l'état de sulfate de baryte me paraît devoir être recommandé d'une manière toute particulière, car les sulfures d'arsenic, d'argent, de cuivre, de zinc ou de cadmium qu'on pourrait obtenir se trouveraient mêlés à du soufre libre dont il serait bien difficile de déterminer exactement la quantité par tout autre moyen. A plus forte raison faudrait-il se garder de vouloir doser le soufre par la sulfhydrométrie seule, dans une eau renfermant des polysulfures et des hyposulfites, car on serait conduit en opérant ainsi à commettre dans presque tous les cas des erreurs d'une grande gravité.

On a prétendu, il est vrai, qu'une eau sulfureuse qui contient primitivement un monosulfure peut se transformer dans certains cas au contact de l'air en bisulfure et en hyposulfite sans émission d'acide sulfhydrique et sans production de sulfates au moins lorsqu'elle n'est pas très-chaude, d'où l'on a conclu qu'il est possible d'exécuter avec une grande précision par la sulfhydrométrie l'analyse de plusieurs eaux sulfureuses naturelles, alors même qu'elles auraient été altérées par le contact de l'air. Ceux qui ont soutenu cette manière de voir avec le plus de persistance ont été, il est vrai, forcés de reconnaître qu'elle n'était appliquable ni aux eaux d'Ax, ni à celles de Bagnères de Luchon, mais ils ont admis sans en fournir la preuve expérimentale, que lorsque l'eau de Bonnes est chauffée à 70 degrés pour servir à préparer des bains son sulfure passe en entier à l'état de sulfate, tandis que lorsqu'elle se désulfure à l'air sans être chauffée tout son sulfure se transforme en bisulfure ou en hyposulfite sans qu'il se produise de sulfate. J'ai résolu d'élucider ce point de l'étude chimique des eaux sulfureuses par des expériences simples, faciles à vérifier et comportant une grande précision.

Pour cela j'ai pris des solutions de monosulfure de sodium dont le degré de concentration était analogue à celui des eaux minérales de moyenne richesse (de 0,020 à 0,030 par litre). Le sulfure avait été préparé avec de la soude à l'alcool bien exempt de sulfates. On avait divisé la dissolution de soude en deux parties dont l'une avait été mise en réserve tandis que l'autre avait été saturée d'acide sulfhydrique, de manière à produire un sulfhydrate, on avait mêlé ensuite les deux solutions afin d'obtenir du monosulfure.

La liqueur ne donnait pas le plus léger louche avec le chlorure de barium.

Une portion de cette eau minérale a été exposée à l'air dans un flacon bouché avec du papier, uniquement pour éviter le contact des poussières, une deuxième a été soumise à une température comprise entre 60 et 70 degrés jusqu'au moment où elle a été entièrement désulfurée.

Enfin une troisième portion a été traitée par de l'hypochlorite de soude bien pur, à chaud, pour transformer le sulfure en sulfate et le soufre qu'elle contenait a été dosé à l'état de sulfate de baryte.

Lorsque les deux portions ont été désulfurées, j'ai acidulé chacune d'elles, j'y ai versé du chlorure de barium. J'ai obtenu un précipité de sulfate de baryte avec chacune d'elles, mais en proportion beaucoup plus forte dans l'eau qui avait été désulfurée à froid que dans celle qui avait été désulfurée à chaud. Ce résultat démontre jusqu'à l'évidence qu'il n'est pas possible de doser exactement le soufre contenu dans une eau minérale qui a été altérée par l'air au moyen d'une dissolution titrée d'iode et en partant de l'hypothèse (car ce n'était qu'une hypothèse) qu'il ne se produit que du bisulfure et de l'hyposulfite.

Voici quelques-uns de mes résultats :

Un litre de solution de sulfure de sodium traitée par l'hypochlorite de soude bouillant, puis acidulée par l'acide chlorhydrique et mêlée enfin avec du chlorure de barium, a donné $0^{gr},0920$ de sulfate de baryte, représentant $0^{gr},0310$ de monosulfure de sodium.

Un deuxième litre de la même liqueur, désulfurée à chaud, a donné $0^{gr},012$ de sulfate de baryte, représentant $0^{gr},0040$ de monosulfure de sodium, soit environ le huitième de la quantité primitive.

Un troisième litre de la même solution désulfurée à froid

a donné $0^{gr},020$ de sulfate de baryte, correspondant à $0^{gr},0067$ de monosulfure de sodium, c'est-à-dire plus du cinquième du sulfure primitif. Je crois inutile de rapporter ici la longue série d'expériences qui m'a conduit à acquérir la certitude que lorsqu'une eau minérale sulfureuse subit le contact de l'air à une basse température il s'y produit beaucoup plus de sulfates qu'à une température élevée.

La même chose a lieu avec les solutions sulfurées calciques.

Voici quelques expériences analogues exécutées sur de l'eau de Bagnères de Luchon.

Un litre d'eau minérale contenait $0^{gr},0590$ de sulfure de sodium ; un deuxième litre de cette eau désulfurée à chaud (entre 50 et 60 degrés) a produit $0^{gr},0750$ de sulfate de baryte provenant en partie des sulfates préexistant, en partie de l'oxydation du sulfure.

Un dosage très-soigné du sulfate préexistant a donné $0^{gr},0450$ de sulfate de baryte, donc le sulfate produit par l'oxydation du sulfure pesait $0^{gr},0300$ et représentait $0^{gr},0100$ de monosulfure de sodium ou le sixième environ du sulfure préexistant.

Un troisième litre de la même eau désulfurée à froid a produit $0^{gr},2110$ de sulfate de baryte, dont $0^{gr},166$ provenaient de l'oxydation du sulfure et représentaient $0^{gr},0558$ de monosulfure de sodium, c'est-à-dire la presque totalité du sulfure (1).

(1) Voici les résultats obtenus avec de l'eau de Bonnes :
Sulfate de baryte représentant la totalité du soufre, $0^{gr},765$ pour deux litres d'eau, ce qui correspond à $0^{gr},075$ de soufre par litre.
Sulfate de baryte provenant des sulfates préexistants, $0^{gr},655$, correspondant à $0^{gr},090$ de soufre.
Sulfate provenant de l'eau désulfurée à froid, $0^{gr},714$, représentant $0^{gr},098$ de soufre.
C'est donc plus de la moitié du soufre qui a passé à l'état d'acide sulfurique à froid.

On peut juger d'après ce qui précède du degré de précision que comporteraient des recherches dans lesquelles on se contenterait d'analyser l'eau altérée au moyen de la solution d'iode et de calculer la quantité de soufre comme s'il ne s'était produit que du bisulfure et de l'hyposulfite.

Le fait de la transformation de la majeure partie du sulfure en sulfate, à froid, me paraît fort important.

Les résultats fournis par les eaux de Bonnes ont été de tout point semblables aux précédents.

La différence entre les résultats obtenus par la désulfuration à chaud et la désulfuration à froid tient à deux causes principales qui sont :

1° La volatilisation d'une quantité notable d'acide sulfhydrique à chaud, d'où résulte une perte de soufre que l'analyse accuse d'une manière incontestable.

Il est facile de constater cette perte en exposant un papier imprégné d'acétate de plomb à l'action des vapeurs que laisse dégager l'eau minérale pendant qu'on la fait chauffer. Le papier noircit au bout de peu de temps.

2° La production d'une quantité variable d'hyposulfite alcalin.

Je n'ai pas pu préciser encore aussi bien que je l'aurais voulu les conditions qui doivent être réalisées pour faciliter la production de la plus grande quantité possible d'hyposulfite, mais j'espère arriver à les reconnaître. Je suis porté à penser, d'après mes recherches actuelles, que les deux principales conditions sont : 1° une température suffisamment élevée pour produire un dégagement d'acide sulfhydrique fort lent ; 2° le contact de l'air, mais d'un air qui ne se renouvelle que très-lentement. Peut-être l'acide sulfhydrique est-il décomposé au sein du liquide et le soufre mis en liberté produit-il un bisulfure qui se transforme ensuite en hyposulfite. Quoi qu'il en soit, il se produit à froid beaucoup de sulfate et fort peu d'hyposulfite.

Nous avons raisonné jusqu'ici comme si les eaux sulfurées sodiques contenaient du monosulfure de sodium. M. Béchamp, dans un travail fort intéressant qu'il vient de publier, assure qu'il n'en est rien et que ces eaux contiennent de l'acide sulfhydrique et de la soude à l'état de dissociation. Je vais discuter les conclusions du travail de cet habile chimiste, dont je n'admets pas la manière de voir.

1° Si toutes les eaux sulfureuses contiennent de l'acide sulfhydrique libre et de la soude libre, à l'état de dissociation, toutes doivent, ce me semble, subir le même genre d'altération quand elles arrivent à l'air dans des conditions sensiblement égales de température; or, les unes (Bagnères de Luchon) laissent visiblement dégager beaucoup d'acide sulfhydrique blanchissant à l'air, et s'altèrent avec une très-grande rapidité; d'autres au contraire laissent dégager beaucoup d'acide sulfhydrique, ne blanchissent jamais, et s'altèrent avec une lenteur relativement très-grande.

Ces différences me paraissent difficiles à expliquer quand on admet les vues de M. Béchamp.

La lenteur que cet habile observateur a constatée dans l'action du nitro-prussiate de soude me paraît devoir être attribuée à l'état de dilution du sulfure, et on peut observer un fait analogue dans beaucoup de cas où l'on opère avec d'autres réactifs.

Une solution très-étendue d'un sel de chaux ne donne pas un précipité sur-le-champ avec l'oxalate d'ammoniaque.

Si l'on verse dans une eau sulfureuse (Luchon ou Baréges) une dissolution d'acide arsénieux, il ne se produit pas la plus légère coloration jaune, tandis qu'une dissolution d'acide sulfhydrique renfermant la même quantité de soufre se colore en jaune sur la chaux lorsqu'on fait agir sur elle de l'acide arsénieux.

Il suffit d'ailleurs, comme je l'ai dit plus haut, d'ajouter à l'eau minérale un peu d'acide chlorhydrique, ou simplement d'acide carbonique pour faire apparaître la coloration. L'eau minérale se comporte donc comme une solution de sulfure de sodium.

Mais l'argument le plus décisif en faveur de l'existence du monosulfure est le suivant :

L'iode agit sur le sulfure de sodium en déplaçant le soufre. Il faut donc pour décomposer un équivalent de soufre employer un équivalent d'iode.

L'iode agit sur la soude caustique en produisant de l'iodure de sodium et de l'iodate de soude.

Ici encore l'iode et la soude réagissent l'un sur l'autre à équivalents égaux.

$$6\ NaO + I^6 = 2\ NaI + NaO,\ IO^5$$

Si le monosulfure de sodium existe dans les solutions concentrées, tandis que les solutions étendues contiennent l'acide sulfhydrique et la soude à l'état de dissociation, la réaction de l'iode sur une même solution concentrée de sulfure dont on aura fait deux parts et dont on analysera la première dans son état de concentration, tandis que la deuxième sera traitée par l'iode, après avoir été amenée au degré de dilution qui amène la dissociation, sera exprimée dans le premier cas par l'équation

$$5\ NaS + I^5 = 5\ NaI + S^5$$

et dans le deuxième par l'équation

$$NaO, + HS + I^2 = NaI + HI + S.$$

ce qui revient à dire que la quantité d'iode nécessaire pour agir sur la solution étendue sera le double de celle qui était nécessaire dans le cas d'une dissolution concentrée. Or, l'expérience prouve qu'il n'en est pas ainsi, et la quantité d'iode qu'on doit employer est la même dans les deux cas.

Je me crois donc autorisé par ce qui précède à admettre l'existence du sulfure de sodium dans les eaux sulfureuses.

Les expériences fort ingénieuses de M. Béchamp sur les sulfures de magnésium ou de calcium ne me paraissent pas de nature à détruire la portée des arguments qui précèdent. Il est possible en effet que ces sulfures soient décomposés par l'eau et que les sulfures de potassium ou de sodium ne le soient pas. Les chimistes savent très-bien que le chlorure de magnésium se décompose, quand on fait évaporer ses solutions, en acide chlorhydrique et en magnésie, tandis que le chlorure de sodium ne se décompose pas.

N'est-il pas possible que la même différence existe entre les deux sulfures? Je crois qu'elle existe réellement.

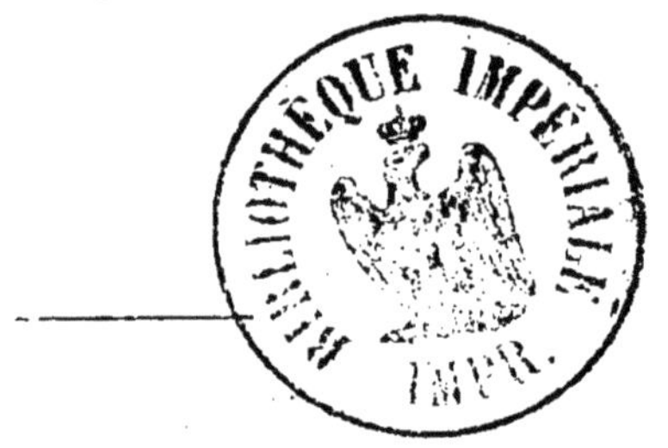

Paris — Imprimerie de E. Martinet, rue Mignon, 2.

www.ingramcontent.com/pod-product-compliance
Ingram Content Group UK Ltd.
Pitfield, Milton Keynes, MK11 3LW, UK
UKHW021020220726
13924UKWH00001B/94